LA PENDAISON

DANS L'ATAXIE

ET DANS QUELQUES AUTRES AFFECTIONS NERVEUSES

MODIFICATIONS

A LA MÉTHODE ET A L'APPAREIL DE SUSPENSION

PAR LE Dr L. BAUDIN

BESANÇON

IMPRIMERIE ET LITHOGRAPHIE DE PAUL JACQUIN

14, Grande-Rue, 14

1890

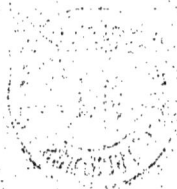

LA PENDAISON DANS L'ATAXIE

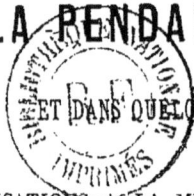

ET DANS QUELQUES AUTRES AFFECTIONS NERVEUSES

MODIFICATIONS A LA MÉTHODE ET A L'APPAREIL DE SUSPENSION

J'ai l'honneur de soumettre à votre Societé :

1º Les résultats que j'ai obtenus de l'application de la méthode dite de *suspension*, ou mieux de *pendaison*, dans le traitement de l'ataxie locomotrice, ainsi que dans celui de quelques autres affections nerveuses ;

2º Les quelques remarques et conclusions auxquelles m'a conduit l'application de ce traitement ;

3º La modification qu'à la suite de ces remarques et en manière de sanction pratique à ces conclusions, j'ai cru devoir apporter à l'appareil et au fonctionnement de l'appareil communément en usage, c'est-à-dire à l'appareil de Sayre approprié par Collin, Galante, etc.

I. — Mes observations portent sur une série d'environ 700 pendaisons ou suspensions pratiquées, au cours de ces douze derniers mois, tant dans ma clientèle que dans mon service de l'asile départemental, sur 28 malades, dont 16 présentaient des variétés plus ou moins complètes, plus ou moins classiques dans leur forme, d'ataxie locomotrice.

Les 7 autres malades présentaient les affections suivantes :
2 scléroses médullaires incomplètement systématisées, avec
prédominance des symptômes paralytiques ; 1 chorée généralisée, compliquée de sclérose en plaques et de sclérose des
cordons de Goll ; 1 tabes spasmodique ; 2 rhumatismes
fibro-nerveux chroniques, avec névrite consécutive et impotence fonctionnelle des membres inférieurs.

Du vingt-troisième et dernier malade enfin, atteint de
dégénérescence médullaire, à type postérieur, consécutive à
une affection cérébrale datant de plusieurs années, je ne
parle ici, en quelque sorte, que pour mémoire : le traitement
a été appliqué à mon corps défendant, en quelque sorte ; les
séances ont été très courtes, peu nombreuses, et le résultat
en a été nul, heureux de n'avoir point eu à l'enregistrer
négatif.

Et à ce propos, j'insiste tout d'abord sur *la parfaite inno-
cuité de la méthode* sagement appliquée : je n'ai jamais eu
à noter, pour ma part, au cours de ces 700 pendaisons, à
un degré quelconque, un seul des accidents dont la possibi-
lité ou même la fréquence ont été signalées par quelques
auteurs : troubles de la vue et de l'ouïe, tendance à la syn-
cope, vertiges, crises laryngées avec lipothymies, aggrava-
tion des symptômes paralytiques, apoplexie cérébrale,
œdème des membres inférieurs, etc., etc.

A l'exception de deux, les malades soumis au traitement
de la pendaison ont invariablement accusé, à la suite des
deux, trois ou quatre premières séances, une amélioration,
ou plutôt une sensation d'amélioration, sensation d'ensemble, mal définie et passagère, dans laquelle je n'hésite
pas à reconnaître, avec Leyden, avec Bernheim et quelques
autres auteurs, un pur effet de suggestion.

Puis, en dehors, ou plutôt à la suite de cette première
amélioration, plus ou moins réelle et toujours fugitive, on

voit se prononcer, — mais non plus cette fois dans tous les cas, — une amélioration mieux définie, persistante, s'accusant par la modification évidente ou même par la disparition de certains symptômes, et qu'il est rationnel de rattacher à des modifications correspondantes, d'ordre au moins dynamique, dans le système nerveux du malade.

Chez les seize malades atteints d'*ataxie locomotrice*, j'ai obtenu sept de ces améliorations définies, réelles, durables, dont quatre sérieuses et trois plus légères, mais bien appréciables cependant.

L'amélioration m'a semblé porter tout d'abord, et de la manière à la fois la plus fréquente et la plus notable, sur l'élément, sur le symptôme *incoordination :* la marche devient plus facile ; l'équilibre est plus stable dans la station debout (deux fois même, j'ai noté la disparition presque complète du signe de Romberg), et, par suite, le malade croit sentir ses « jambes plus solides ; » il accuse « plus de force » et se prétend « moins paralysé. » Ces effets ont été surtout très accentués chez trois des malades, qui ne pouvaient se tenir debout immobiles et ne faisaient quelques pas dans leur chambre qu'en se traînant, accrochés d'un meuble à un autre, et qui, aujourd'hui, font des courses de 15 et 20 minutes au dehors, avec l'aide d'une seule canne ou d'un seul bras ami.

L'amélioration porte ensuite, par ordre de date, de fréquence et d'intensité, sur le symptôme *douleur :* c'est ainsi qu'un malade, dont les douleurs étaient telles qu'il se pratiquait journellement une cinquantaine d'injections de morphine à deux centigrammes, — soit la dose énorme d'un gramme de morphine absorbée dans les 24 heures, — a pu, dès le premier mois de traitement par la pendaison effectué, réduire de 50 à 15, à 12, et même à 10, soit des 5/6es, le nombre des injections. Trois autres malades, dans des proportions un peu moindres, il est vrai, ont pu réduire la dose de médicaments, morphine ou antipyrine, par eux employée. Un autre a pu renoncer complètement, pendant des périodes de plusieurs mois de durée, à l'usage de toute espèce d'analgésiques. Cependant, et d'une manière générale, j'ai constaté que cette sorte d'amélioration du symptôme *douleur* était moins fréquente et moins nette que ne tendraient à l'établir les observations et les statistiques jusqu'ici publiées.

Deux fois seulement j'ai noté une amélioration légère *du côté de la vessie.*

D'autre part, je n'ai jamais noté de modifications quelconques *du côté des fonctions génésiques ;* mais je dois mentionner que mes expériences ont porté, pour une bonne part, chez des sujets d'un âge déjà assez avancé.

Je n'ai constaté non plus aucune modification sérieuse et durable dans les conditions de production du réflexe rotulien (signe de Westphal).

Aucune modification non plus dans les symptômes existant *du côté de la vision.* Je tiens, d'autre part, de mon confrère le docteur Daguenet (dont l'autorité est grande en pareille matière), que les expériences tentées de son côté ne lui ont fourni, sur ce point, que des résultats au moins nuls, et, parfois même, plutôt négatifs. De telle sorte qu'il y aurait lieu de se demander si l'existence de ces symptômes oculaires, et, d'une manière plus générale, si les formes céphaliques de l'affection ne constitueraient pas une véritable contre-indication à l'emploi de la pendaison.

Il résulte de ces diverses constatations que ce mode de traitement convient surtout dans la deuxième période de la maladie, dite *période d'ataxie ;* mais qu'elle peut, avec quelques chances de succès encore, être employée, soit dans la troisième période (dite période paralytique de Charcot), soit dans la première période, à la condition que les douleurs fulgurantes ne s'y compliquent point de symptômes céphaliques accentués.

Je n'ai trouvé, dans les données étiologiques, ni indications ni contre-indications spéciales : le traitement par la pendaison n'a pas semblé donner des résultats sensiblement différents selon qu'il s'agissait d'une ataxie syphilitique, rhumatismale, nerveuse, héréditaire, par traumatisme, etc. On ne saurait s'en étonner lorsqu'on réfléchit que ses effets ne visent jamais plus loin qu'à l'amélioration de quelques symptômes.

Les améliorations constatées sont parfois passagères, de quelques semaines à peine ; souvent elles sont un peu plus durables et atteignent deux, trois et quatre mois de durée : deux de ces améliorations, l'une légère et l'autre sérieuse, se maintiennent depuis près de huit mois, sans que les malades qui en ont bénéficié se soient vus obligés de recourir à une reprise du traitement : ces reprises, chez les malades où elles sont nécessaires, se montrent, en règle générale, douées de la même efficacité qu'au premier essai de traitement.

En résumé :

La pendaison (ou suspension) ne guérit pas l'ataxie; elle ne l'améliore même ni d'une manière complète ni d'une manière définitive : elle ne mérite donc pas l'engouement dont elle a été un moment l'objet.

Mais elle peut donner des améliorations partielles, plus ou moins durables, sérieuses dans 25 % des cas, ou légères dans 18.5 % ; ensemble, dans 43 % environ des cas traités : elle ne me semble donc pas mériter non plus l'espèce de réaction à outrance qui se commence contre elle. J'estime qu'elle constitue une ressource précieuse, quoi qu'on dise, dans une affection comme le tabes, dans laquelle, — outre qu'il n'existe présentement aucun moyen sûr de guérison, — les tentatives nombreuses de traitement, même palliatif, faites jusque dans ces derniers temps, n'ont donné lieu qu'à des résultats plus que médiocres. Ce n'est point chose à dédaigner que d'apporter au malheureux tabétique un peu de soulagement, même jusqu'à un certain point illusoire, une amélioration, si légère, si partielle, si passagère qu'elle puisse être d'ailleurs.

Quant aux effets du traitement dans les affections nerveuses autres que l'ataxie, l'insuccès a été complet chez les deux malades atteints de sclérose médullaire non systématisée, ainsi que chez celui atteint de chorée généralisée avec sclérose en plaques et lésion (probable) des cordons de Goll.

En revanche, l'amélioration a été considérable et rapide chez le malade atteint de tabes spasmodique à la première période : la trépidation spontanée a disparu au bout de cinq à six séances ; la parésie a diminué ; la marche est devenue plus facile, et le malade, qui ne pouvait plus que se traîner dans sa chambre en s'arc-boutant à la muraille et aux meubles, marche à présent avec une seule canne, descend et monte les escaliers, et commence à faire quelques pas au dehors.

Les deux malades atteints de rhumatisme nerveux chronique avec névrite et impotence fonctionnelle ont bénéficié, eux aussi, du traitement, mais dans des proportions bien différentes : l'un d'eux n'a guère éprouvé qu'une sorte de sensation de « mieux-être général, » avec légère diminution des douleurs ; mais, chez le second, on notait, en même temps qu'une amélioration de nature analogue et plus accentuée, une diminution évidente de l'impotence fonctionnelle : le malade, qui se traînait, courbé, sur deux crosses, marche aujourd'hui, plus relevé, avec le secours d'une seule canne.

De ces diverses améliorations, quelques-unes se maintiennent depuis près de huit mois.

II. — Comment et dans quelles conditions doit s'effectuer ce traitement dit « par suspension? »

A. Durée des suspensions. — La durée des suspensions ou pendaisons a varié, chez mes malades, d'une demi-minute au début à 3 ou 4 minutes en moyenne ; elle a atteint 7, 8, et même 10 minutes chez deux ou trois d'entre eux. Ces séances prolongées de 8 à 10 minutes n'ont pas tardé à amener, sans amélioration compensatrice d'aucun ordre ni d'aucune sorte, une fatigue manifeste, un peu de douleur (modérée, il est vrai) à la nuque et dans les mâchoires, des fourmillements prolongés dans les extrémités supérieures, etc., tous symptômes qui, sans constituer des accidents proprement dits, nous ont fait renoncer aussitôt à cette pratique. Les pendaisons d'une durée plus moyenne, de 6 à 7 minutes, ont été bien supportées ; mais elles ne m'ont jamais paru donner des résultats sensiblement meilleurs que ne l'ont fait les pendaisons d'une durée de 3 à 4 minutes. En somme, cette durée de 4 minutes environ, — à laquelle on peut arriver progressivement, en partant d'une demi-minute ou d'une minute et en un même nombre de séances, — me semble devoir être préférée, d'une manière générale.

B. Fréquence des pendaisons. — La fréquence des pendaisons a été de deux par semaine au début, nombre rapidement porté ensuite à trois, à quatre et à cinq par semaine ; exceptionnellement il a été de six et même de sept, soit d'une par jour. Chez deux malades, enfin, j'ai tenté, pendant quelques jours, l'expérience de pendaisons bi-quotidiennes, expérience dont ces malades n'ont retiré qu'un peu de fatigue sans aucune espèce de compensation. Les chiffres de quatre ou de cinq pendaisons au plus, par semaine, m'ont paru, en dernière analyse, les plus avantageux.

C. Durée totale du traitement. — La durée totale du traitement, — ou du moins du premier essai de traitement, — a été, en moyenne, de six semaines. Sa durée vraiment utile m'a toujours paru au-dessous de ce chiffre ; j'ai toujours noté aussi, d'autre part, que l'amélioration, lorsqu'elle devait se produire, se faisait sentir dès les premières séances en quelque sorte. D'où cette double règle : tout traitement par la pendaison qui, après le quinzième jour, sera demeuré inefficace, devra être discontinué, au moins d'une manière momentanée ; tout traitement par la pendaison pourra, sans inconvénient, être discontinué, pour quelque temps au moins, après une durée d'un mois à cinq semaines.

Dans le premier cas ci-dessus, le traitement pourra être essayé à nouveau après un repos d'une durée d'un mois et demi à deux mois ; dans le second cas, le traitement ne sera repris qu'après une durée minima d'un mois et demi à deux mois également, et seulement si l'amélioration obtenue tend à disparaître.

III. — Reste à examiner selon quels principes et au moyen de quel appareil il convient d'effectuer la suspension, ou mieux la « pendaison. »

Mes observations m'ont démontré, d'une manière constante, que ceux qui bénéficiaient surtout du traitement étaient ceux qui « se pendaient bien, » ou, plutôt, qui « se laissaient bien pendre ; » que ceux, au contraire, chez lesquels il restait inefficace, ou peu efficace, étaient surtout les pusillanimes, les douillets, les maladroits, les inintelligents, ceux, en un mot, qui, pour une raison ou pour une autre, ne savaient pas ou ne voulaient pas « se laisser pendre. »

Quel que soit le mode d'action du traitement : qu'il agisse à la façon de l'élongation des nerfs dans certaines algies périphériques, ou même d'origine centrale ; qu'il agisse en vertu des modifications circulatoires qu'il apporte dans la vascularisation des divers départements du système nerveux ; ou bien encore, comme l'ont soutenu Bernheim en France et Leyden en Allemagne, par simple suggestion, à l'instar de la cautérisation du lobule de l'oreille dans la sciatique, un fait me semble certain : c'est qu'il se montre, partout et toujours, d'autant plus efficace que la traction porte plus complètement sur le cou, ou, si l'on aime mieux, sur la mâchoire et sur l'occiput ; d'autant plus efficace, en un mot, que l'on substitue d'une manière plus positive la pendaison par la tête à la suspension par les aisselles.

Seulement, il va sans dire que cette substitution de la pendaison par la tête au mode ordinaire de la suspension ne saurait être admise qu'à la condition de pouvoir s'effectuer avec une sécurité absolue et une graduation précise et en quelque sorte mathématique. Or, rien n'est plus difficile que d'obtenir, avec l'appareil de Sayre, cette sécurité et cette précision : sans doute, on a la ressource d'allonger, un peu plus ou un peu moins, par tâtonnements, les courroies des anneaux axillaires suspenseurs ; de raccourcir aussi, au juger, les courroies de la double fronde constituant l'anneau suspenseur occipito-mentonnier ; sans doute, encore, on a la ressource de faire, de temps à autre, écarter les bras du malade suspendu, de manière à réduire la traction par les aisselles au profit de la traction par la tête....

Mais tout cela se trouve d'abord peu praticable, ou reste inefficace chez bon nombre de sujets, composant la catégorie dont je parlais tout à l'heure ; c'est à savoir : les pusillanimes, les douillets, les inintelligents et les maladroits, auxquels il faut joindre ceux qui présentent des mouvements convulsifs ; tel le choréique généralisé auquel j'ai eu affaire.

Pour les autres sujets mieux doués, tout cet ensemble de moyens, ou plutôt d'artifices, n'offre rien de sûr, de précis, rien de scientifique en un mot : j'ai vu nombre de nos confrères hésiter ou se refuser à appliquer la méthode, en raison même de l'incertitude et de l'insécurité du procédé, ou plutôt de l'appareil.

Enfin j'estime que, dans les cas de *tabes supérieur*, le siège de la lésion indique une traction à opérer de préférence sur les parties supérieures de l'axe médullaire, en sorte que la suspension, telle qu'on la pratique d'ordinaire, et portant en presque totalité sur les aisselles, demeure le plus souvent radicalement insuffisante.

De cet ensemble de considérations ressortaient les indications suivantes en vue d'une réforme utile du procédé en usage ·

1° S'efforcer de substituer, avec toute la mesure nécessaire, la *pendaison* occipito-mentonnière à la *suspension* surtout axillaire ;

2° Régler cette substitution de manière à la rendre graduée et exactement mesurable à tous les instants, et, par suite, facile et sûre.

C'est pour répondre à ces indications que j'ai apporté les modifications suivantes à l'appareil de Sayre (modèle Collin ou Galante, etc.), ordinairement en usage ; modifications assez simples en somme, et dont il est facile de se rendre compte en jetant les yeux sur le dessin schématique ci-joint :

L'appareil comprend deux parties : l'une fixe, composée des deux anneaux suspenseurs axillaires avec leur corde et leurs courroies, et sur lesquels porte tout d'abord, et d'une manière exclusive, le poids du corps ; l'autre (partie) mobile, composée de la double fronde de l'appareil de Sayre avec son fléau que soulève à volonté une corde, dans le passage de laquelle a été intercalé un dynamomètre à cadran gradué de cinq à cinquante kilogrammes, par kilogramme et demi-kilogramme, corde renvoyée sur deux poulies et venant s'enrouler autour d'un treuil à cran d'arrêt.

Le rapport des diamètres des roues d'engrenage du treuil et de la manivelle est calculé de manière à rendre très lent l'enroulement de la corde, ce qui permet de graduer l'effort de traction portant sur la tête, — et cette fois sur la tête seule, — d'une manière pour ainsi dire insensible, et avec une très grande précision, en suivant, sur le cadran du dynamomètre, la progression de l'aiguille demi-kilogramme par demi-kilogramme. Les deux anneaux de caoutchouc intercalés dans les liens suspenseurs des anneaux axillaires ont également pour effet de rendre plus douce et plus graduelle, par suite d'autant plus sûre et plus précise encore, la traction exercée sur la tête. Grâce à cette double disposition, il est possible d'agir en toute connaissance de cause, débutant par une traction d'un, deux, trois, quatre, cinq kilogrammes, qu'il est possible de porter ensuite, soit dans une même séance, soit au cours des séances suivantes, à dix, quinze, vingt, trente kilogrammes et plus, selon une progression régulière, insensible en quelque sorte, et toujours mesurable à moins d'un demi-kilogramme près.

D'une manière générale, il ne m'a jamais semblé utile (même chez les sujets où il n'y a lieu de soupçonner aucune altération du côté de la colonne vertébrale osseuse ou de ses ligaments) de porter cette traction au delà du quart au tiers au plus du poids du corps. Cette dernière limite a pu cependant, à diverses reprises, être dépassée notablement, sans inconvénient appréciable. En tout état de cause, je crois prudent de ne pas dépasser vingt-cinq à trente kilogrammes environ.

En résumé, le traitement par la *suspension*, utile, dans la mesure où nous l'avons indiqué, dans le tabes et dans un certain nombre d'autres affections nerveuses, peut acquérir une valeur nouvelle par la substitution, dans les conditions ci-dessus étudiées, de la *pendaison à la suspension*.

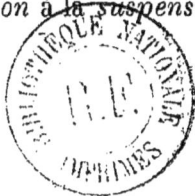

BESANÇON. — IMPRIMERIE PAUL JACQUIN

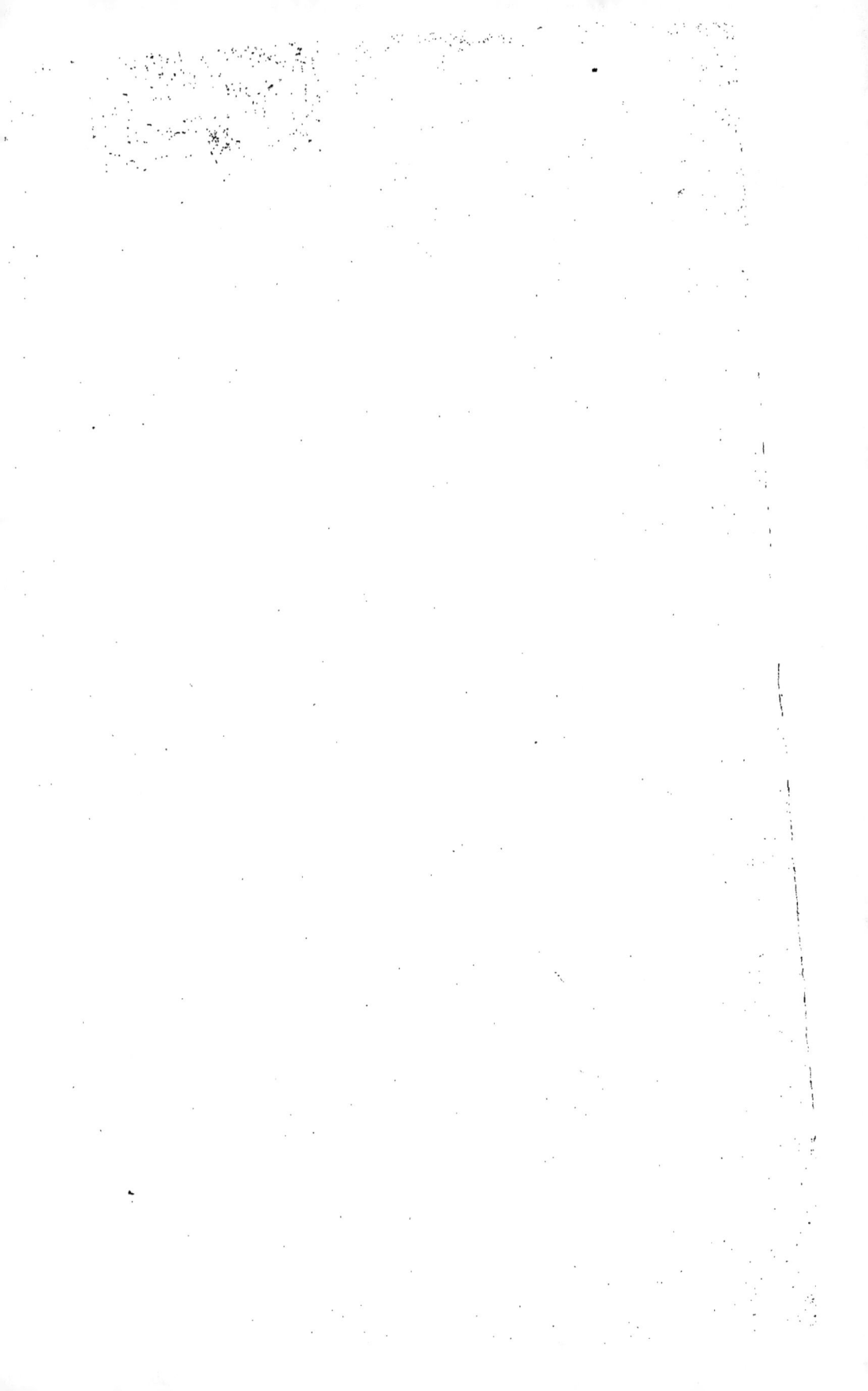

www.ingramcontent.com/pod-product-compliance
Lightning Source LLC
Chambersburg PA
CBHW050407210326
41520CB00020B/6491